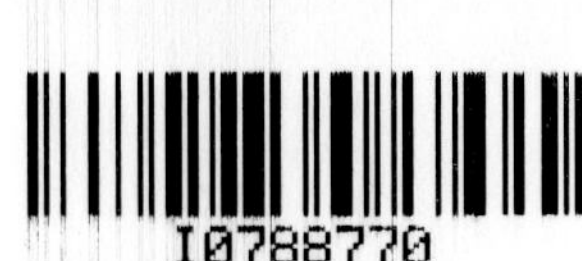
I0788770